AF455745

TRAITÉ DES EAUX MINERALES DE BAIGNOLES,

CONTENANT

Une explication métodique ſur toutes leurs vertus, leur ſituation, & la Route pour y arriver de toutes parts.

Par M. *****

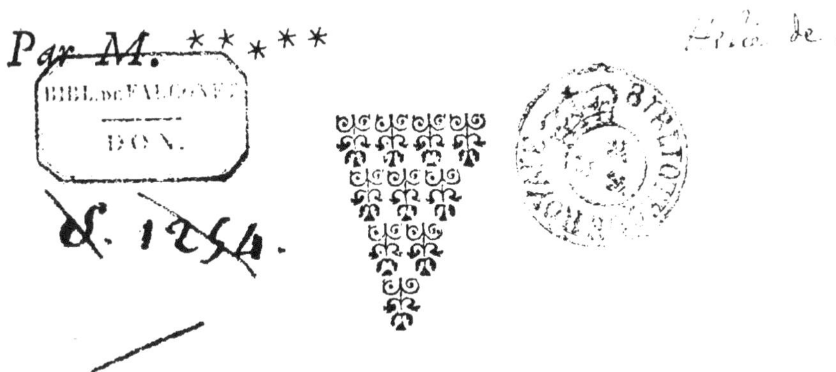

A ALENC,ON,

Chez MALASSIS l'aîné, Imprimeur du Roy.

M. DCC. XXXX.

Avec Permiſſion.

A MESSIEURS, MESSIEURS LES DOCTEURS DE LA FACULTE' DE MEDECINE DE PARIS.

MESSIEURS,

Un Corps aussi célébre que le votre, perpetuellement occupé à perfectionner un Art aussi necessaire au Public, auroit lieu de se plaindre de moy, si je differois d'avantage à vous faire part des excellentes qualitez des Eaux Minerales de Baignoles, & des guérisons miraculeuses que je suis témoin qu'elles ont fait depuis plusieurs années, en la personne d'une infinité de Malades, accablés de ces maux fascheux qui ne cédent pas aux Remedes ordinaires, & qui ne se guérissent que par le moyen des Eaux Minerales; C'est ce qui m'a fait naître, Messieurs, un véritable scrupule, de refuser au Public de lui en donner la connoissan-

ce & de vous en informer : L'attention que je sçais que vous donnés dans Paris, à soulager ceux qui ont le malheur d'être attaquez de ces Maladies facheuses, qui seules se guérissent par l'usage des Bains d'Eaux Minerales , telles que sont celles de Baignoles , a beaucoup eû de part au dessein que je me suis proposé. Jusques à present peu de Messieurs des Medecins de la Faculté de Paris , ont été informés que ces Eaux estoient chaudes, & par consequent remplies des veritables qualitez qui conviennent seules aux maux qui attaquent les Nerfs, par des accidens dont les Apoplexies, Rhumatismes, Paralysies, & autres de cette qualité, sont pour l'ordinaire les avantcoureurs, & je presume que c'est là l'unique raison qui vous a porté à les negliger jusques à present, & d'envoyer plûtost les Malades à Bourbon , à Vichy , à Barege , & á Bourbone, qu'à Baignoles, qui est beaucoup plus proche de Paris ; Ensorte que persuadé par moy même, par les Cures surprenantes dont je suis le témoin, je me suis determiné d'en donner un Traité au Public, je ne puis luy choisir un meilleur & un plus legitime Protecteur , que vous

Messieurs : C'est dans cette confiance que je vous le dedie, bien persuadé des véritables sentimens que vous avez pour le soulagement des Malades. Je me flate que vous y ferez attention, & que vous serez persuadez des véritables sentimens, avec lesquels j'ai l'honneur d'estre.

MESSIEURS,

Vôtre très-humble & trés obéïssant Serviteur,
M. *****

DISCOURS PRELIMINAIRE.

QUE les Eaux Minerales de Baignoles, ſoient la meilleure choſe du monde, il n'y a, ni ſoins trompeurs, ni humeur, ni paſſion à les annoncer comme telles; leurs effets admirables ne ſont bien connus, que dans les Provinces de Normandie, Bretagne, Anjou, Poitou, Tourraine, & le Maine. Il eſt à ſouhaiter pour le bien public, que leur réputation s'étende plus au loin, & c'eſt dans cette ſeule vûë que je donne ce petit Traité au Public : nul intereſt n'y a part, que celuy des perſonnes affligées de Maladie; Tout le monde ſçait que je n'en tire aucune retribution, que je dois encore moins eſtre ſoupçonné de vouloir donner un prix & un mérite à ces Eaux, au-de-là de leur juſte valeur, que quoique je puiſſe dire de leurs excellentes qualitez, je n'ai point à craindre d'exagerer, que ſi j'en eſtois accuſé, une infinité de Malades gueris par le ſecours de ces Eaux, de toutes ſortes de Maladies des plus extraordinaires, dépoſeroient en ma faveur, & me juſtifiroient pleinement, que j'oſe même aſſûrer que d'un très-grand nombre de perſonnes qui viennent tous les ans prendre les Bains à Baignoles, il s'en trouve très-peu qui s'en retournent ſans une parfaite ſanté, ou du moins un ſoulagement très-considerable, que ce qu'il y a encore d'heureux & de particulier à ces Eaux, c'est qu'il n'y a point d'exemple jusques icy, qu'elles ayent jamais fait de mal à personne.

L'usage le plus ordinaire des Eaux Minerales de Baignoles, est le Bain & la Douche, elles sont cependant très-salutaires aux Asmatiques qui en boivent, plusieurs ont esté gueris entierement par cette seule boisson, ceux qui n'ont pas esté gueris s'en sont parfaitement bien trouvez.

La saison la plus propre de prendre les Bains, est depuis le mois de May jusques à la fin de Septembre, dans ces deux saisons une foule considerable de Malades de toutes parts & de toutes especes, s'assemblent tous les ans auprès cette Fontaine miraculeuse, où ils puisent la santé & recouvrent leurs forces perduës; les uns frappez d'engourdissemens dans les Nerfs & dans les Membres, causés par Apoplexies, Paralysies, Rhumatismes, tous courbés par les douleurs que ces maux causent pour l'ordinaire, quelques-uns hideux ou tous contre-faits par des humeurs froides, par differens déposts ou d'autres humeurs qui les accablent, plusieurs rendus impotens, par des fractions, par des contusions, par des luxations, par des ruptures, ou par des tressaillemens de tendons, ou par des coliques, plusieurs enfin extenuez de fatigues, tant de corps que d'esprit, de perte considerable de substance, quelque-fois même essentielles en apparence, provenant de coups de feu, de fer, ou de tranchant, d'abcez, de suites de couche, de reste de petite verolle, de fractures compliquées quantité d'autres accidens fâcheux, principalement ceux qui attaquent les Nerfs, les Muscles, & les Tendons, sont surpris après avoir pris quelques Bains, de voir changer ce triste spectacle de maux, dans un autre agréable & consolant.

Vous voyez la plû-part de ces corps mal-sains, défigurés, presque inanimés, reprendre peu à peu leur état naturel, à mesure que les Bains font sentir aux organnes de ces parties affectées, ces sucs propres par leur chaleur naturelle à leur rétablissement, vous diriez que par l'usage du Bain, des Douches & Fermentation, on verse aux Malades ou qu'on leur inspire le mouvement de la vie & la santé en même-temps.

Je ne m'attacheray pas de prevenir les Malades sur les precautions necessaires pour prendre les Bains des Eaux Minerales de Baignoles, il n'y en a aucunes, que de se faire purger après le deux ou troisieme Bain, & quand ils sont finis, de prendre bien garde de s'exposer à l'air en sortant du Bain, il n'y a rien de plus dangereux par rapport à l'eau qui est chaude, & qui ouvre les pores; il faut en sortant du Bain se mettre dans son lit, au moins pendant une heure. On a vû d'étranges catastrophes de Malades, qui au sortir du Bain se sont exposez à prendre l'air.

Les Malades prennent ordinairement trente Bains, deux par jour.

Je le repete, on n'a jamais vû d'exemple que les Eaux Minerales de Baignoles ayent intéressé la santé d'aucun Malade, n'y qu'il en soit arrivé le moindre accident ; Il me suffira d'établir l'usage qu'on en doit faire, & les maux ausquels elles sont les plus propres.

Pour cet effet je diviseray cet Ouvrage en six Parties.

LA PREMIERE.

Contiendra l'origine & la description des Bains & Eaux Minerales de Baignoles, leur situation, leur antiquité, & les commodités qui s'y rencontrent.

LA SECONDE.

Fera mention de la Manipulation ou experience des Eaux Minerales de Baignoles, & de leurs qualités.

LA TROISIEME.

Enseignera les effets propres de ces Eaux, les

attentions & les précautions qu'elles éxigent pour agir legitimement envers les Malades qui en usent.

LA QUATRIEME.

Traitera des Maladies ausquelles ces Eaux conviennent le mieux.

LA CINQUIEME.

Parlera de l'usage de la Douche.

LA SIXIEME.

Instruira le Public des Routes les plus certaines pour arriver de toutes parts aux Bains de Baignoles, l'expérience m'a donné la connoissance des choses que je propose, j'invite le Public d'y donner toute son attention.

TRAITÉ DES EAUX MINERALES DE BAIGNOLES,

PREMIERE PARTIE.

CONTENANT *l'origine & la description des Eaux Minerales de Baignoles, leur situation, leur antiquité, & les commoditez qui s'y rencontrent*

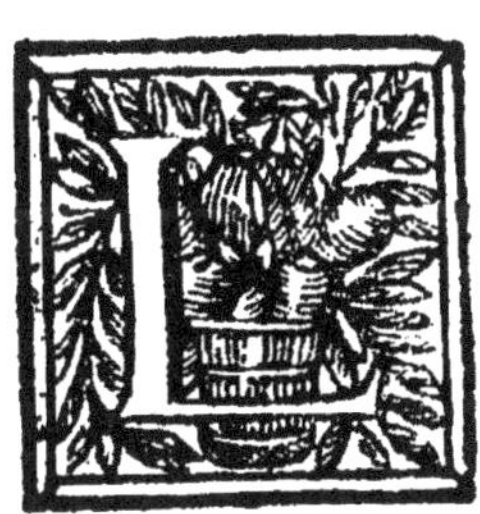

A pure nature a donné naissance au mérite de ces Eaux, pendant plus d'un siécle, l'art n'y a eû aucune part, ce que j'ai apris du Public, quoyque fabuleux, ne doit pas estre négligé.

La situation de la Fontaine de Baignoles eſt des plus particulieres, elle eſt dans une gorge fort étroite, entre les Foreſts Dandaine & de la Ferté-Macé, qui n'a pas plus de vingt toiſes de large, au milieu de laquelle paſſe la Riviere de Vée, cette gorge eſt également bordée des deux coſtez, par des Montagnes & des Rochers affreux qui ſemblent eſtre ſuſpendus; C'eſt du pied de ces Rochers que la ſource de la Fontaine ſort, au moins groſſe comme la Cuiſſe, plus il fait ſec plus la ſource de cette Fontaine eſt abondante, l'eau en eſt toujours claire.

Elle eſt ſituée à une lieüe du Bourg de la Ferté-Macé, à cinq lieües de Domfront, à huit d'Alençon, autant de Falaize & d'Argentan.

Il y a près de deux ſiecles ſuivant la tradition populaire, que cette Fontaine fut découverte par les Habitans de ces quartiers, naturellement attaquez d'une galle affreuſe qui reſſemble aſſés à la lépre, & par un Cheval pouſſif outré & hors d'état de servir, abandonné dans les Forests, les Peuples qui les premiers se baignerent dans cette Fontaine, accablez de ces galles affreuses, devinrent sains & propres comme s'ils venoient de sortir du ventre de leur mere, & le Cheval poussif, après avoir bû quelque-temps de l'eau de cette Fontaine, se guerit si parfaitement, qu'il fit l'admiration de ceux qui l'avoient vû hors d'état de servir.

Ces Eaux conservent encore aujourd'huy ces deux precieuses qualitez; Il n'est pas de Galles affreuses, ni d'Asmatiques, qui n'en reçoivent une guerison parfaite, lorsqu'ils se baignent, ou qu'ils boivent de l'eau de cette Fontaine.

Ces Eaux sont situées sur le fond du Roy, usurpé depuis long-temps par differens Particuliers, il fut réüni au Domaine par Monsieur de Marle Intendant d'Alençon, Commissaire General pour la reformation des Forests, en l'année 1666. & depuis ce temps là jusques en l'année 1691. regi par les Receveurs du Domaine de Falaize ; le Public doit aux soins du Sieur Helie Secretaire du Roy du grand College, toutes les commoditez qui s'y rencontrent aujourd'huy, il se rendit adjudicataire de ce Domaine en l'année 1691. par 150. liv. de redevance annuelle au Domaine de Falaize ; il fit construire un Bain pour les hommes, un autre pour les femmes separé & un troisieme pour les Pauvres, & plusieurs Corps de logis pour loger les Malades & leurs équipages : ensorte que l'on trouve aujourd'huy à Baignoles tout ce que l'on peut rencontrer dans les plus fameuses Auberges, & dans les Villes les mieux policées, jusques à la Messe qui se dit tous les Dimanches & Fêtes, dans une Chapelle que le Sieur Helie a fait bâtir & dotter, car avant ce temps là la Fontaine naturellement ouverte au pied de la montagne, n'étoit couverte que de bruyere

& de fougere appuyée ſur quatre fourches, & les malades au ſortir du Bain, étoient obligez d'aller loger à une lieüe de la Fontaine, il n'y avoit pas de maiſons plus proches, ni d'Egliſe pour entendre la Meſſe.

Le Sieur Helie de Cerny Lieutenant General de Falaize ſon Fils, ſuit avec attention les deſſeins de Monſieur ſon Pere, & ne neglige rien pour procurer aux Malades tout ce qui leur eſt neceſſaire, de maniere qu'aujourd'huy les Malades, en ſortant du Bain, vont en Robe-de-chambre dans leurs appartemens, & entendent la Meſſe ſans en ſortir.

On trouve dans les Bâtimens, des meubles des plus propres & de bons Lits.

Les Bains ſont ſervis par quatre perſonnes de differens ſexes, entendus & capables, qui ont ſoin de deshabiller les Malades, les placer dans le Bain, les retirer, les frotter & les deſſeicher, en obſervant toute la bienſéance néceſſaire & que l'on peut ſouhaiter.

Il y a des Traiteurs qui ſervent à tel prix que l'on ſouhaite, tant pour les Maîtres, pour les Domeſtiques, que pour les Chevaux: enſorte que pendant le ſejour que l'on fait à Baignoles, qui eſt pour l'ordinaire de trois ſemaines, les Malades ſont tranquilles, & n'ont d'autre ſoin dans l'intervalle des deux Bains qu'il faut prendre par jour, que de ſe promener dans des allées couvertes, pratiquées dans la Foreſt, où de ſe viſiter les uns les autres.

SECONDE PARTIE.

De la manipulation ou experience des Eaux Minerales de Baignoles, & de leurs qualitez.

Après avoir peint au naturel la ſituation des Eaux minerales de Baignoles, & les commoditez qui s'y rencontrent, je croirois n'avoir pas ſuffiſamment rempli mon deſſein, ſi je ne rapportois

par

par des authoritez ſuffiſantes, les veritables qualitez de ces Eaux.

Elles ſont chaudes, ſuivant l'experience de feu Monſieur Geoffroy, dans un voyage qu'il fit en Normandie, en l'année 1694. de plus de huit degrez au-deſſus de la ſituation de l'air, & j'affirme par une nouvelle experience que je viens de faire, avec le Termometre de Monſieur de Beaumar, pris chez Monſieur l'Abbé Nolet, connu à Paris par ſes cours de Phyſique, des meſmes huit degrez qui ſe trouverent en 1694.

En outre cette excelente qualité qui ne ſe trouve en France que dans les Eaux de Bourbon, de Bourbone, de Barege, & de Vichy, voicy ce que Monſieur Geoffroy en rapporta, & ce que j'ay moy-meſme remarqué.

Il ſe trouve dans les Eaux minerales de Baignoles, une teinture de ſouffre martial, coloré d'un vitriol de pareille nature, ce qui fait penſer que le vitriol acide du souffre agissant sur le souffre & alcaly de Mars, cause une fermentation qui produit le degré de chaleur naturelle qui se connoît par l'experience dans ces mêmes Eaux ; ensorte que le vitriol agissant reciproquement sur le baume ou souffre alcalisé d'icelui, redouble la fermentation & entretient la chaleur de ces Eaux par le continu de cette fermentation, qui forme un continuel mouvement, & réünissant intimement les parties volatiles & spiritueuses de leurs sels, imprime à l'eau une chaleur & une qualité penetrante, ensorte que de cette fermentation continuelle & reciproque, il emane des esprits qui leur fournissent, par une gradation imperceptible, la qualité des Mineraux dont elle est empreinte, ce qui fait les effets admirables que l'on voit tous les jours ; étant vray de dire que l'eau ne sert que d'envelope pour arrester les parties volatiles & spiritueuses qui donnent & font la principale qualité de ces Eaux, dont a vû & l'on voit continuellement des guerisons surprenantes dans la personne des Malades qui les prennent.

J'ay en outre remarqué dans l'experience que je viens de faire, pour connoître le degré de chaleur, que les Eaux de Baignoles ont au-dessus de l'air de huit degrez, & qu'il se trouve dans le fond de la Fontaine quantité de petites pierres blanches, lesquelles dessechées & mises dans l'eau froide, la font boüillir sans se fondre comme de la chaux, & beaucoup d'autres petites pierres transparentes, ce qui m'a determiné à penser que les Eaux de cette Fontaine sont animées & imprimées de souffre & de vitriol, qui luy communiquent les excellentes qualitez qu'elles ont.

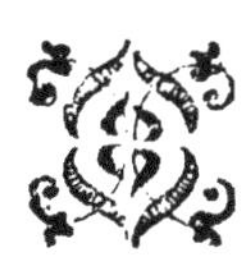

TROISIEME PARTIE.

Des effets des Eaux minerales de Baignoles, & des attentions qu'elles exigent, pour agir legitimement.

Les effets des Eaux Minerales de Baignoles sont sensibles, tous ceux qui viennent prendre les Bains s'en apperçoivent dès les premiers jours, soit en appaisant considerablement les douleurs des Malades, soit en leur donnant des forces, qui leur font supporter plus patiemment les incommoditez dont ils sont attaquez ; J'ay déja remarqué qu'il n'y a pas d'exemple qu'aucun malade qui soit venu prendre les Bains à Baignoles, se soit trouvé plus indisposé de les avoir pris ; quant aux precautions que ces Eaux exigent, elles sont simples, la seule à laquelle on doit donner toute son attention, est d'être fort exact en sortant du Bain, après que l'on est bien desseché devant le feu, de se mettre le plus promptement qu'il est possible au lit, rien n'est plus dangereux que de prendre l'air en sortant du Bain ; la qualité de ces Eaux chaudes ouvrent les pores, ensorte que pour peu que l'on s'expose à l'air, il peut en arriver des inconveniens qui dérangent l'operation & tous les bons effets qu'elles font. Il faut d'ailleurs pendant que l'on prend les Bains, estre sobre, tant dans le boire que dans le manger, prendre un boüillon le matin en sortant du Bain, se purger après le deux ou troisieme Bain, & quand les trente Bains que l'on doit prendre sont finis.

QUATRIEME PARTIE.

Des Maladies differentes ausquelles les Eaux Minerales de Baignoles, sont les plus salutaires & les plus propres.

On ne sçauroit s'empêcher de reconnoître, qu'il ne peut y avoir de remede universel, & qui s'étende à toutes les Maladies, néanmoins dans la pratique, trois ſortes de perſonnes ſemblent renoncer à ce principe, en faveur des Eaux Minerales, principe dicté par le bon ſens & par la raiſon.

Un Malade preſt à tout tenter pour guerir, conçoit toujours aiſément quelque-fois même un peu légerement, l'eſperance de trouver grace auprès des Eaux Minerales.

Un Medecin le plus ſouvent ne ſcachant comment contenter un malade, par rapport à ſon inquietude & ſes impatiences, eſt fort porté à tolerer un voyage qui l'en débaraſſe; l'Habitant du lieu où ſont les Eaux Minerales, Hoſpitalier d'inclination, trouvera toujours que les malades ne peuvent mieux faire, que de prendre le parti de venir en faire uſage.

Il eſt donc queſtion de déſabuſer ce Malade, par un détail non-ſeulement de quelques-unes des Maladies auſquelles les Eaux Minerales de Baignoles ſont propres, mais encore de la maniere de s'y comporter ſuivant les circonſtances, afin qu'il n'ait pas lieu de ſe plaindre.

Generalement parlant, les Eaux Minerales de Baignoles, font des effets plus ſurprenans par le Bain & la Douche que par la boiſſon, cependant il eſt impoſſible qu'empreintes comme elles le ſont de nitre, de vitriol & de ſoufre, qu'elles ne renferment des qualitez qui pourroient égaler les vertus de toutes les Eaux que l'on boit, quoiqu'il en ſoit, je m'atacheray uniquement à decrire leurs vertus pour les maux qui ſuivent.

Des humeurs Froides & des Scropuleuſes.

C'eſt ce que l'on appelle communement Ecrouelles, ou Galles invetérées, pluſieurs ſe ſont figurés qu'elles proviennent d'une ſalure trop grande dans les humeurs ; & que par conſequent les Eaux Minerales de Baignoles, eſtant chargées de Sels Mineraux & d'autres matieres animées, y eſtoient très-propres.

Du Rachitiſme.

On ne ſera pas ſurpris que je mette ces maladies auſquelles on donne le nom Rachities, au nombre de ceux qui peuvent trouver leur gueriſon dans l'uſage des Bains & Eaux Minerales de Baignoles, même d'en boire des que l'on voudra en examiner le caractere particulier & les cauſes de leurs maladies.

Les humeurs ſont pour l'ordinaire trop fluides, les ſucs noriciers ſe changent preſque toujours en ſéroſités, ce vehicule aqueux & viſqueux, dont il n'eſt requis qu'autant qu'il en faut pour ſoûtenir la circulation, ſe trouve trop abondant dans le ſang, & par cet endroit les humeurs n'ont nulle conſiſtance: Or les Eaux Minerales de Baignoles ſont très-propres à diſſiper par le ſecours de l'inſenſible tranſpiration, cette exceſſive humidité par l'uſage ſeul du Bain & de la Douche, en prenant toute fois bien garde comme nous l'avons preſcrit-cy devant, de ne pas s'expoſer à l'air en ſortant du Bain, car on n'en retireroit nulle utilité.

Des Rhumatiſmes, des Sciatiques & de la Goutte naiſſante.

Les douleurs de Rhumatiſmes doivent eſtre imputées à une humeur alterée qui s'écarte de ſon cours naturel, retenüe par le deffaut de tranſpiration quelque fois eſt comme vague par tout le corps, mais va aſſez ſouvent ſe fixer aux extremités, particulierement des filets & des cavitez des muſcles dans leurs interſtices, & des tendons dans leurs envelopes, & aux parties pour l'ordinaire éloignées des viſceres, lorſqu'elle ſe loge au-tour de l'os de la hanche nommé *Sebivot*, qui fournit la cavité & emboiſte la tête de l'os de la cuisse, alors on donne à cette douleur le nom de Sciatique.

Dans un Rhumatisme le Malade est comme entrepris des membres attaquez, il ressent des douleurs plus ou moins vives, qui accablent en quelque sorte par leur aigreur & par leur pesanteur.

La transpiration est ordinairement supprimée par un froid qui succede trop tost à la chaleur, & mesme souvent par des causes internes & des alterations, ou par des variations seulement des humeurs hors de leurs propres vaisseaux.

Tous ces maux si fascheux & si communs ne se peuvent guerir que par l'usage des Eaux chaudes, telles que sont celles de Baignoles, sur tout quand les remedes ordinaires n'ont pas operé.

Des douleurs de Reins habituelles.

Quoique ces affections ne ressemblent pas mal aux Rhumatismes, nous en faisons toutesfois une classe à part, parce qu'elles nous ont paru meriter quelques égards particuliers, d'ailleurs elles ont pour l'ordinaire un principe d'espece de cacochymie qui infecte les humeurs dès leur origine.

Les personnes atteintes de ces affections, doivent estre preparées par quelques remedes avant les Bains, autres neanmoins que la seignée qui y est tres contraire.

Des Affections soporeuses, de l'Apoplexie & Paralisie.

Toutes ces affections sont causées par des embarras qui arrestent la meilleure partie des esprits dans leur cours; il est certain que dans le Cerveau se change en esprits animaux par une infinité de filtres, ce qu'il y a dans le sang de plus acre & de plus subtil qui s'y est porté, de là les esprits deliez & actifs coulent naturellement, & en partie dependamment des volontez de l'ame, dans les nerfs & dans leurs diverses rarifications deviennent tous les vehicules de la ſenſation, ou la cauſe des mouvemens ſoit naturels ou involontaires, ſoit volontaires ou determinez par la volonté.

Ce qui empêche dans le cerveau les eſprits de ſe ſéparer par leurs filtres eſt ſouvent le ſujet de l'Apoplexie qui eſt parfaite ou mortelle ſi tous ces fibres ſont totalement bouchés, & imparfaite ſi ceux qui ont encore quelque liberté agiſſent par les canaux de la reſpiration, ce qui empêche les eſprits filtrés de couler & de ſe repandre dans les organnes, forme l'Apoplexie & les Paralyſies, quelque-fois tous les organnes ſont obſtruez par toute l'habitude du corps, & c'eſt une Paraliſie generale & parfaite, qui ſe confond avec l'attaque d'Apoplexie & lui eſt toujours unie.

Souvent l'embarras eſt ſeulement tel que les eſprits animaux ne laiſſent pas de filtrer & de s'écouler, mais en ſéchapant irregulierement & avec une ſorte d'impetuoſité & de fougue, où bien en petite quantité & languiſſamment, ce qui fait, où des vertiges ou des tremblemens, & encore des eſpeces d'affections ſoporeuſes, avantcoureurs preſque ordinaires, ſouvent même funeſtes de lApoplexie & de la Paralyſie.

Tous ces déſordres & tous ces embarras, ont pour cauſe commune l'épuiſement ou le goufrement ou l'abondance du ſang & des humeurs, & par ces alterations diverſes, fourniſſent au cerveau une ſubſtance d'eſprit trop groſſiere & trop fougueuſe, qui par conſequent refuſent, ébranlent ou dilatent, quelques-fois meſme les rompent ou les forçant, cauſent tantôt lafaiſement, tantôt une forte compreſſion, tantôt une fermentation, tantôt une innondation dans les filtres & dans les conduits des eſprits.

La nature eſt rarement aſſez puiſſante pour ſe dégager elle ſeule & entierement de ces embarras divers, on veut dire par elle même ou par le ſecours des remedes ordinaires, toute-fois l'embarras n'étant qu'imparfaitement ôté, c'est comme un feu couvert d'une cendre trompeuse, toujours prest à se ralumer inopinément.

Ces Fluctions conduisent tout naturellement à de grandes incommodités, quiconque veut ou prevenir ces maux ou les vaincre & en éteindre les restes, c'est d'avoir au plû-tôt recours aux Eaux chaudes de Baignoles, Eaux si propres à redonner au sang & aux humeurs, leur fluidité necessaire & une attenuation convenable à substituer aux esprits éteints de nouveaux esprits, & à détruire enfin la cause mordifique dans les parties qui en sont frappées, mais pour réüssir, il n'y a pas de temps à perdre.

De l'Epylepsie.

L'Epylepsie se declare par la perte de la connoissance & par des mouvemens convulsifs, & pour l'ordinaire par une effusion où la salive & même le sang sort par la bouche, dans ce mal le genre nerveux est attaqué, des obstructions donnent aux esprits animaux des mouvemens irreguliers.

Il s'agit donc icy de déboucher des vaisseaux, d'ouvrir des conduits, de corriger des humeurs, de les évacuer suivant le besoin, & de rendre par-là un cours libre & regulier aux esprits animaux déroutés.

Il n'y a rien qu'on ne doive attendre des Eaux Minerales de Baignoles, & qu'elles n'operent tous les jours.

Des affections Scorbutiques.

La cause des affections Scorbutiques est dans un sel fixe & acide, qui épuise le sang de même que les humeurs, de sorte que ne coulant plus qu'avec peine & ne trouvant par-là que difficilement des issuës pour les fonctions ordinaires dans leurs canaux; Ils s'engorgent dans les glandes, & produisent cette dureté de la peau toujours tenduë, ces taches brunes, jaunes, noirâtres qui y paroissent, les playes seignantes qui se forment aux endroits sur tout où les embarras sont plus grands.

C'est ordinairement la mauvaise nourriture, ou l'habitation, quelquefois la mauvaise disposition du temperamment, l'air impur que l'on respire, qui repandent perpetuellement dans les humeurs des fermens d'acidité.

Dans ces affections, les Malades peuvent prendre l'usage des Eaux Minerales de Baignoles, avec d'autant plus de confiance qu'il n'est nullement à craindre qu'elles puissent ni échauffer ni enflammer les humeurs du caractere de celle-cy.

De l'Asme.

Les qualitez de cette maladie sont pour ainsi dire inconnuës, il en est de tant de sortes qu'il est assez difficile de la definir; cependant l'experience m'a

fait

fait connoître que l'usage des Eaux minerales de Baignoles a gueri plusieurs Malades, & en a soulagé une infinité d'autres.

Des Fractures, Foulures, Entorses, & Luxations.

Ces accidens mesme après la reduction, le recouvrement & le rétablissement apparent des parties, traînent souvent à leur suite bien des infirmitez, des foiblesses, des deposts d'humeurs, d'engorgemens, d'inflammations, d'enflures, des douleurs, à quoy donnent lieu souvent le deffaut d'attention de ceux qui ont agi, ces foiblesses, ces deposts, ces gonflemens & les autres accidens sont autant d'ouvrages pour les Bains de Baignoles, pour la douche & les fomentations, ceux qui ont le malheur d'estre attaquez de ces maux y trouveront une guerison parfaite, en observant ce que nous avons dit en parlant de la Douche.

Des ſuittes de la petite Verolle.

Quoyqu'il ſemble que le venin de la petite Verolle s'évacuë par mille petites ouvertures qui ſe font dans la peau, & qu'à voir tant d'écoulemens, on ait lieu de croire que les humeurs ſe ſont plus que ſuffiſamment purifiées par cette évacuation comme generale, cependant il n'eſt que trop ordinaire de voir éclore aprés les petites Verolles en apparence bien gueries, des depoſts d'humeurs & pluſieurs autres incommodités

Comme ce ne peut eſtre qu'une certaine alteration dans les liqueurs qui occaſionne ces accidens, & que cette alteration ne provient que de reſtes des humeurs qui n'ont pu eſtre évacuées tant par le ſecours des Remedes, que par l'effet de la nature ; il n'eſt pas douteux que les Eaux Minerales de Baignoles ſeront d'une utilité trés grande pour corriger non ſeulement cette alteration, mais pour mettre la nature en état de rejetter celles de ces humeurs qui ne ſont plus capables de digeſtions.

Les deſordres divers qui arrivent des ſuites de petite Verolle, ne manqueront pas d'avoir du rapport avec les maux dont nous avons parlé dans les Chapitres precedens ; c'eſt pourquoy on pourra y avoir recours pour regler ſa conduite par les differens ſimptomes dans l'uſage des Eaux Minerales de Baignoles, & y adjoûter ſeulement les égards dûs à quelques temperammens delicats, & aux circonſtances extraordinaires.

Des ſuites de Couches, pour toutes les Incommoditez qui arrivent aux Femmes & aux Filles, Jauniſſe, & pour provoquer leurs Regles.

Les Couches des Femmes entraînent ſouvent aprés elles mille Maladies facheuſes ; c'eſt un grand ouvrage pour une Femme que d'accoucher, & ſouvent le peu d'attention des jeunes

Femmes qui accouchent, leur cauſe des langueurs, des douleurs, des foibleſſes, des depoſts, des epanchemens de lait & pluſieurs autres, qui trouvent également leur gueriſon dans les Eaux Minerales de Baignoles.

L'uſage n'en peut eſtre preſcrit que par les differens états où les Femmes ſe trouvent, & ſur les diverſes incommoditez qui leur reſtent; c'eſt tantoſt les Bains, tantoſt la Douche, ou les Fomentations ſeulement, car il faut dire que la cauſe des maux divers où on les employe, n'eſt pas moins aſſujettie à la prudence & à la moderation dans l'uſage des Eaux qu'aucune autre, particulierement lorſque les Malades ſont atteints de vapeurs, auquel cas il faut uſer des Eaux avec beaucoup de moderation & de precaution.

Je finis ce Chapitre par une obſervation que l'experience m'a dictée, je ne la donne pas au Public pour un remede à un mal, mais pour en profiter, en l'assurant que j'ay vû plusieurs jeunes Femmes steriles donner des Enfans à leurs Maris, après avoir pris les Bains de Baignoles ; c'est à celles qui voudront tenter la chose à se presenter, en tout cas il n'y a nul danger à l'essayer

CINQUIEME PARTIE.

De la Douche.

Par la Douche on entend une effusion d'Eau sur quelque partie particuliere du Corps, on fait cette effusion par le moyen d'un tuyau mobile, conduit avec la main, afin que l'eau tombe precisément où l'on veut, de là vient le nom de *Douche*, tiré du mot latin, Ducere.

La Douche en ne faisant qu'une impression locale, ne produit jamais de fonte subite & dangereuse, comme peuvent faire les Bains trop chauds donnez indiscretement, dont l'impression plus generale & plus étenduë, expose toujours à des accidens ; ce remede échauffe & desseiche moins.

La Douche est donc inventée pour supléer à l'effet du Bain general, lorsqu'il n'agit pas suffisamment, où que le mal est opiniâtre, ou qu'ii demande souvent une impression plus forte que le Bain.

Il se peut faire aussi que la partie du corps que l'on entreprend de guerir, ne puisse estre soumise au Bain également que l'on y soumet une autre partie, par exemple ; Une Douche temperée peut estre appliquée à quelque partie du visage & de la tête, qu'on ne peut plonger dans le Bain.

Enfin des tempérammmens foibles ou délicats, dont les fibres sont tendres, le corps quelque-fois plein de feu, soutiennent mieux les impressions locales de la Douche, que l'impression generale du Bain, dont l'usage les jette dans l'abattement.

Ainsi la vieillesse abondante en pituite seroit épuisée par les fontes que le Bain le plus ſouvent luy produiroit, elle courroit riſque de ſuccomber par le relâchement des fibres, des organnes, des muſcles & des nerfs de toutes les parties, tandis qu'une Douche ſagement ménagée & conduite à propos, y retablira le reſſort, y regerera ou y reveillera les eſprits endormis, & relevera ce corps chancelant & preſt à tomber en ruine.

Mais comme rien ne réüſſit ſi l'on n'uſe de méthode & de circonſpection, il eſt à propos de poſer icy quelques régles generales, qui ſerviront à conduire la main deſtinee à la Douche.

Il faut toujours attendre que les remedes préalables y ayent diſpoſé le ſujet par les Bains & les purgations précedentes.

Lorſque le Malade n'a pas pris ces précautions, il faut preparer les parties affligées par des frictions, tantôt avec la main, tantôt avec des ſerviettes chaudes, où par des fomentations faites avec la même Eau, qui doit ſervir pour la Douche; ces frictions ſont neceſſaires pour les parties intéreſſées, pour la Paralyſie, l'Apoplexie ou Rhumatiſmes, on uſe des fomentations pour les fractures, pour les luxations, pour les enflures, pour les engorgemens & les bleſſures de fer ou de feu.

Les frictions excitent déja les humeurs cantonnées ou recelées, ſoit glereuſes, ſoit aſſoupies, & enfin épaiſſies & languiſſantes.

Icy les fomentations commençent à redonner de la ſoupleſſe & du reſſort aux fibres affectés, & du mouvement aux humeurs arreſtées.

Après les frictions il eſt ſouvent d'une utilité très-grande d'ondoïer les parties attaquées de Paralyſies, Apoplexies & Rhumatiſmes, pour rendre l'impreſſion locale de la Douche plus efficace, & la raiſon en eſt ſenſible.

On prend pour cet effet de l'eau même deſtinée pour la Douche, que l'on verſe ſur la partie que l'on frotte en même-temps qu'on l'ondoye, cette operation ne doit durer que peu de temps, & la Douche doit ſuivre immediatement.

L'experience même nous authoriſe à dire, que cette abutition ſeule & continuée long-temps, ſeroit efficace, bien plus de ſimples fomentations ſouvent réiterées, ont eû en bien des occaſions facheuſes un ſuccès qui non-ſeulement équivaloit, mais même ont eû un ſuccès qui a paru l'emporter ſur la Douche, ſans parler encore des conjonctures où il n'eſt pas poſſible ni aiſé de faire d'autres applications de ces Eaux ſur les parties affligées, lorſquelles ſont par exemple attrophiées, elles ne pourroient pas ſoutenir des impreſſions plus fortes de ces Mineraux, ſoit que ces maladies viennent d'un coup de fer ou même de ſuite d'abcès, ſoit qu'elles ayent eſté occaſionnées par des cauſes internes, qui eſt ce qui exige plus preciſément cette méthode.

La bonne pratique quoyque peu uſitée, veut que le tuyau qui sert à la Douche, ne soit jamais plus éloigné de la partie affligée de deux pieds, & bien souvent il est necessaire de l'approcher plus près pour que la percussion lui soit moins sensible & moins fatiguante.

Le tuyau de la Douche doit estre plus gros que petit, une Eau liberalement versée, & à gros flots donnera moins de lieu à son évaporation, conservera les parties spiritueuses en plus grande quantité, moins renfermées & plus prêtes à l'appliquer, elle les porte par ce moyen avec bien plus d'abondance & de fruit sur les parties arrosées, un petit filet peut convenir seulement à quelque partie du visage, pour éviter l'inquietude que causeroit une pluye plus abondante.

Lorsqu'il sera question de donner la Douche à un bras & aux Jambes, commencés toujours par la partie la plus éloignée de l'endroit ou est le siege du mal, si c'est au genoüil par exemple, commencés par l'extremité du pied, & vous approcherez la Douche insensiblement du genoüil, sans cependant aller frapper perpendiculairement sur le mal.

Ayez la même precaution pour tous les muscles, & que la Douche autant qu'il sera possible, soit portée à leur insertion pour monter de-là & très-lentement à leur origine.

Comme les humeurs se portent naturellement de la tête à la queüe des muscles, si vous commencez à frapper de la Douche l'origine, vous les determinerez encore plus à se precipiter à leur insertion, où sont ordinairement les engorgemens les plus rebelles & les plus dangereux.

En general ne commencés jamais la Douche par l'endroit douloureux, si il est extremement sensible, vous ferez mieux de ne le pas mettre à une si rude épreuve, & de vous en tenir à des Fomentations simples.

Faire autrement ce ſeroit preſque toujours augmenter les douleurs, favoriſer les depoſts, les engorgemens, & les prolonger en pure perte, & en rendre meſme la gueriſon plus difficile pour ne pas dire impoſſible, parce que vous courez riſque d'aigrir les humeurs déja acres & mordicantes, qui cauſent de la douleur.

Cette obſervation doit avoir lieu pour les Bains, lorſque quelque compilation de maux ſembleroit l'indiquer, gardez vous bien de meſme d'attaquer par la Douche les Articulations, ſoit aux Genoux, aux Malleoles, ou aux Poignets, parce que dans ces endroits les humeurs excitées, animées ou échauffées par la Douche, peuvent fuir & ſe cantonner dans les interſtices & dans les greves ou envelopes des tendons, & juſques dans les cavitez même que leur peuvent prêter les os, d'où il ſeroit ſouvent impoſſible de les detourner, il faut ſeulement tourner la Douche tout-à-l'entour, & mesme de biais & non directement ou perpendiculairement ; il n'est pas question de livrer une espece de combat à l'humeur, ni de l'effaroucher pour en venir à bout, il ne s'agît seulement que d'y porter une chaleur douce, pour tendre à luy donner le mouvemént qu'il a perdu.

Lorsque l'on fait recevoir la Douche sur quelque partie, il faut avoir attention qu'elle soit appuyée & soûtenuë, & que les muscles soient dans une entiere inaction, s'ils sont tendus, si le sang est determiné à remplir leurs canaux, ils sont alors dans un état de contrainte & de resistance qui ne sçauroit manquer de faire un obstacle aux effets bien-faisans de la Douche.

Après chaque Douche sur quelque partie du corps que ce soit, il n'y a qu'à faire des frictions plus ou moins legeres, tandis qu'elles sont encore dans l'Eau Minerale, ensuite sans les essuyer à la sortie de cet ouvrage les enveloper d'un linge bien ſec ou ſans eſtre trop chaud, de peur que la chaleur quoyque étrangere de ce linge trop grande & trop active, ne diſſipe ou ne devore l'humidité ou faculté de l'Eau, & dans les ſuites ne mette obſtacle à l'embonpoint que l'on pretend reſtituer à ces parties où elles manquent.

Une obſervation importante aprés la Douche comme aprés le Bain, eſt de ne pas ſitôt s'expoſer à l'air, il en peut arriver des accidens facheux, il faut ſe retirer dans ſa chambre, & ſe coucher s'il eſt poſſible.

Le nombre des jours que l'on doit prendre la Douche, la quantité d'Eau dont on doit uſer, & le degré de chaleur ne ſe peuvent regler que par les circonſtances des Maladies, & ſur l'état en même-temps des ſujets auſquels elle convient.

SIXIEME PARTIE.

Contenant les Routes naturelles & faciles, pour arriver aux Bains & Eaux Minerales de Baignoles.

On a cy-devant établi la ſituation de ces Eaux, à huit lieües de la Ville d'Alençon, quatre de Domfront, huit lieües de Falaize, autant d'Argentan; Enſorte que ces quatre Villes, leſquelles enferment au milieu d'elles la Fontaine de Baignoles, doivent ſervir de Bouſſole pour y arriver de toutes parts.

De Paris on trouve Ruë du jour un Caroſſe, lequel part toutes les ſemaines pour Alençon, en logeant au More, le maître de l'Auberge fornît toute ſorte de Voitures pour ſe rendre à Baignoles.

Il y a en outre un Meſſager, lequel loge ruë St. Germain-Lauxerois à l'Hôtel de Liſieux, & qui part toutes les ſemaines pour Alençon & pour la Bretagne, & qui paſſe par le Bourg de Pré en Pail, qui n'eſt éloigné de Baignoles que de deux lieües.

D'Angers, de Tours & de Saumur, on trouve des Voitures pour le Mans, qui n'eſt qu'à dix lieües des Bains de Baignoles.

De Roüen, il y a differentes Voitures qui conduiſent à Caën & à Falaize, où l'on trouve toutes ſortes de Voitures pour ſe rendre à Baignoles; du Cotantin, il faut ſe rendre à Caën & à Falaize.

Enfin des differentes Villes de Bretagne, il faut ſe rendre à Domfront, cette Ville n'eſt éloignée de Baignoles que de quatre lieües.

On a travaillé & on travaille actuellement, par les ſoins du Proprietaire de Baignoles, à accommoder les chemins, enſorte qu'il eſt facile d'entreprendre ce voyage.

On avoit d'abord eu deſſein d'employer à la fin de ce Traitté, la liſte des noms des Malades qui ſe ſont trouvez gueris par le moyen des Bains, mais outre que cela a paru inutile, c'eſt qu'il auroit fallu un volume entier pour en faire la description ; on se propose d'en donner tous les ans une liste au Public.

Pour suppléer, Voicy l'Attestation du Docteur en Medecine, Intendant des Eaux Minerales de Baignoles.

NOUS soussigné, Docteur en Medecine, Intendant des Eaux Minerales de Baignoles, & Medecin de l'Hôtel-Dieu de la Ville de Falaize, certifions à tous ceux à qui il appartiendra, que depuis plus de vingt années que Nous visitons lesdites Eaux Minerales, nous y avons remarqué des guerisons si surprenantes, qu'on peut dire qu'elles ont operé des miracles en la personne des Malades de differens sexes, âges & temperammens, & même dans des années peu favorables pour les Bains, puisqu'en l'année 1725. (année où la saison des Bains fut une pluye continuelle) nous y avons vû plusieurs

Malades confiderablement foulagéz, les autres gueris, & fur-tout une Religieufe qui étoit retenuë au lit d'une Paralifie univerfelle, depuis plus de dix années, ne faifant aucun ufage de fes pieds & de fes mains, au bout de vingt à vingt-cinq Bains, cinq à fix Douches, elle marchoit feule, fans aucun fecours, fe fervoit de fes mains comme auparavant fa Maladie, en un mot recouvra une fanté parfaite.

Les Malades attaquez de Paralifie, de Coliques, de Rhumatifmes, de Galle, de Douleurs, de Dartres & autres Maladies des nerfs & de la peau, ont trouvé aufdits Bains de Baignoles, un remede fingulier, pour ne pas dire Divin, ce que nous avons vû de nos propres yeux; en foy de quoy nous avons figné le prefent veritable, & delivré à Mr. de Cerny, Lieutenant general au Bailliage de Falaize, proprietaire defdits Bains de Baignoles. Ce cinq Mars 1740.

Signé, GONDONIERE.

TABLE

Des Maladies pour lesquelles on peut ordonner les Eaux Minerales de Baignoles.

PREMIEREMENT.

PARALYSIE.

Convulsions.

Tremblemens des Membres.

Asme.

Foiblesse d'Estomach.

De l'Imbecillité des Forces.

Des Coliques Nephretiques.

Obstruction en quelque Partie que ce soit.

Jaunisse.

Pâles Couleurs & Suppression de Mois.

Squile au Foye, à la Rate & à la Matrice.

Tumeur & Inflammation à la Rate.

Melancolie Hypocondriaque.

Perte de Subſtance provenant de coup ou de travail.

De la Pierre & Calcul.

Fleurs blanches.

Sterilitez.

Pour le ſoulagement de la Goutte.

Pour la Sciatique.

Pour Rhumatiſme.

Ereſipeles, Dartres, Galles inveterées & toutes Maladies de la Peau.

Langueurs, Foibleſſes & Humeurs froides.

FIN.

PERMISSION.

PERMIS d'imprimer le Preſent. Donné à Alençon, par Nous Lieutenant Particulier Civil & Criminel du Bailliage, Preſidial & de Police d'Alençon, le trente Mars mil ſept cens quarante. *Signé*, DE NEVEU.

www.ingramcontent.com/pod-product-compliance
Ingram Content Group UK Ltd.
Pitfield, Milton Keynes, MK11 3LW, UK
UKHW021513260726
13993UKWH00004B/1653

9 782329 314372